?

DES QUESTIONS POUR MA
MAMAN GÉNIALE

© Alice Dupré, 2024

Selon les dispositions du Code de la propriété intellectuelle, il est strictement interdit de copier ou de reproduire cet ouvrage à des fins d'utilisation collective. Toute représentation ou reproduction, qu'elle soit partielle ou intégrale, réalisée sans le consentement préalable de l'auteur ou de ses ayants droit, constitue une violation des droits de propriété intellectuelle en vertu des articles L.335-2, et les personnes enfreignant cette interdiction sont passibles de poursuites.

Merci d'avoir choisi "Des questions pour ma maman géniale", un ouvrage singulier offrant un voyage merveilleux dans le temps et les souvenirs. Ce livre, conçu comme un journal intime partagé, propose plus de 250 questions pour découvrir la vie et les souvenirs de ta maman, une femme exceptionnelle qui a tant à partager.

En explorant ce livre, vous plongerez dans un univers de complicité, de rires et d'échanges, où chaque question se transforme en une clé déverrouillant les souvenirs du passé. Les questions, sélectionnées avec soin, embrassent tous les pans de l'existence de ta maman : son enfance, ses années d'adolescence, sa vie adulte, ses anciens rêves..., ainsi que ses souvenirs les plus chers.

Nous évoluons dans un univers en constante mutation, marqué par une évolution technologique rapide. Cela rend d'autant plus précieux les instants passés à écouter les récits de ceux ayant marché avant nous. Ta maman, riche d'une sagesse et d'expériences uniques, partagera avec toi des facettes de son existence jusqu'alors inexplorées.

Ce livre va au-delà de la simple découverte de ta maman; il représente également une chance d'en apprendre davantage sur toi et sur le précieux héritage de ton histoire familiale.

En répondant ensemble à ces questions, chaque page se transformera en un précieux recueil de souvenirs à chérir, permettant même à tes enfants et petits-enfants de découvrir ta merveilleuse maman.

Ta maman détient un trésor de souvenirs et d'anecdotes. Ce livre en est la clé pour les révéler. En parcourant ces pages ensemble, vous tissez des liens forts, remplis de joie et de nouvelles découvertes. Aucune distance ne saurait vous éloigner, car ce livre vous unira davantage.

Je vous souhaite un voyage de découverte à la fois joyeux et enrichissant. Chaque question ouvre une porte vers un univers d'interaction, de partage et d'amour.

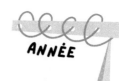
ANNÉE

Ce livre appartient à :

....

Ton Âge

....

Prénom et Nom de ta maman :

....

Âge Maman

....

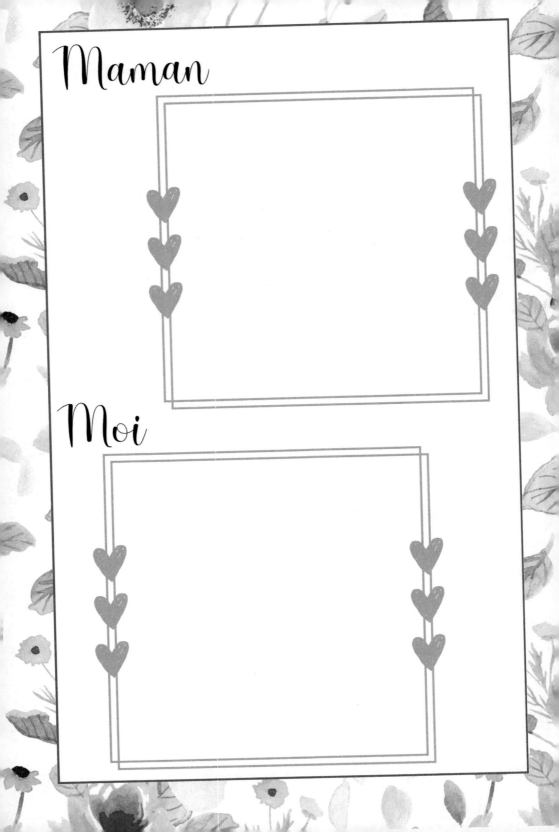

Des Questions pour ma Maman Géniale !

Ton identité

- Où es-tu née ?

-

- Quelle est ta date de naissance ?

-

note :

Des Questions pour ma Maman Géniale !

Ton identité

♥ Quel est ton nom de jeune fille ?

✏️

♥ Quel est ton signe astrologique ?

✏️

note :

Des Questions pour ma Maman Géniale !

Ton enfance

- As-tu connu tes grands-parents, comment s'appelaient-ils ?

-

- As-tu des souvenirs d'eux ?

-

note :

Présente-moi ta famille : tes parents, tes grands-parents, tes frères et soeurs, leur nom, prénom, leur date de naissance, leur lieu de naissance, leur métier...

Ton papa :

Ta maman :

Ton grand-père :

Ta trand-mère :

Tes frères et soeurs :

Photos Souvenirs

Arbre Généalogique

Sa Grand-Mère · Son Grand-Père · Sa Grand-Mère · Son Grand-Père

Frere/Soeur · Frere/Soeur

Sa Maman · Maman · Son Papa

Des Questions pour ma Maman Géniale !

Ton enfance

- Où habitais-tu quand tu étais petite ?

-

- As-tu souvent déménagé, si oui, peux-tu me dire dans quelles villes ou quels pays ?

-

note :

Des Questions pour ma Maman Géniale !

Ton enfance

Quel était ton jeu préféré ?

Quel était ton plat favori ?

note :

Des Questions pour ma Maman Géniale !

Ton enfance

- Avais-tu un surnom ? Si oui, lequel, ou lesquels ?

-

- Étais-tu plutôt espiègle ou sage ?

-

note :

Des Questions pour ma Maman Géniale !

Ton enfance

Aimais-tu l'école, pourquoi ?

Quelle était ta matière préférée à l'école ?

note :

Des Questions pour ma Maman Géniale !

Ton enfance

As-tu des souvenirs de vacances marquants ?

Qui était ton meilleur ami dans ton enfance et qu'aimiez-vous faire ensemble ?

note :

Des Questions pour ma Maman Géniale !

Ton enfance

- Peux-tu me décrire la maison de ton enfance ?

-

- Raconte-moi une bêtise mémorable que tu as faite étant enfant ?

-

note :

Des Questions pour ma Maman Géniale !

Ton enfance

♥ Quel était ton rêve d'enfant ?

✎

♥ Si tu avais des frères et sœurs, vous entendiez-vous bien ?

✎

note :

Pourrais-tu partager un souvenir d'enfance qui t'a particulièrement marqué ou rendu heureuse, en expliquant son importance pour toi ?

Des Questions pour ma Maman Géniale !

Ton enfance

As-tu pratiqué un sport ou une activité artistique ?

Avais-tu un endroit secret où tu aimais te cacher ou jouer ?

note :

Des Questions pour ma Maman Géniale !

Ton enfance

- Où partais-tu en vacances l'été ?

-

- Avais-tu une matière que tu n'aimais pas à l'école ?

-

note :

Des Questions pour ma Maman Géniale !

Ton enfance

Quel était ton plat préféré que ta maman/grand-mère te préparait ?

As-tu appris à cuisiner quelque chose en particulier quand tu étais enfant ?

note :

Des Questions pour ma Maman Géniale !

Ton enfance

Où fêtais-tu Noël et avec qui ?

Quel cadeau, reçu pour Noël ou un anniversaire, as-tu particulièrement adoré quand tu étais enfant ?

note :

Des Questions pour ma Maman Géniale !

Ton enfance

- De quoi avais-tu peur ?

- Avais-tu des animaux de compagnie, te rappelles-tu de leurs noms ?

note :

Des Questions pour ma Maman Géniale !

Ton enfance

A quoi aimais-tu jouer avec tes ami(e)s ?

Possédais-tu un doudou préféré ? Si oui, de quoi s'agissait-il ?

note :

Des Questions pour ma Maman Géniale !

Ton enfance

Qu'aimais-tu faire avec tes frères et soeur ?

Allais-tu souvent au restaurant, si oui, quel plat préférais-tu commander ?

note :

Des Questions pour ma Maman Géniale !

Ton enfance

Quels programmes TV aimais-tu le plus regarder ? Avais-tu une série ou une émission que tu ne manquais jamais ?

Quels étaient tes chanteurs et chanteuses préférés ?

note :

Peux-tu me décrire tes parents ? A quoi ressemblaient-ils, quelle était leur personnalité ? Avaient-ils des passions particulières ? Y avait-til quelque chose que tu aimais particulièrement chez eux, ou que tu aimais moins ? Te sentais-tu davantage liée à ta mère ou à ton père ? Y a-t-il un souvenir ou une histoire à leur sujet que tu souhaiterais raconter ?

Pourrais-tu me parler de ton/tes frère(s), ta/tes sœur(s) ? Comment étaient-ils physiquement, quel était leur caractère, leurs passions ? Aviez-vous des liens étroits, de la complicité… ? Y a-t-il une histoire ou une anecdote particulière que tu aimerais partager à leur sujet.

Des Questions pour ma Maman Géniale !

Ton adolescence

Quel type d'adolescente étais-tu ?
(sociable, timide, aventureuse, bavarde...)

Quel était ton passe-temps ou loisir favori à l'adolescence ?

note :

Des Questions pour ma Maman Géniale !

Ton adolescence

Comment décrirais-tu la mode ou le style vestimentaire que tu adoptais ?

Quel genre de musique écoutais-tu pendant ton adolescence ?

note :

Des Questions pour ma Maman Géniale !

Ton adolescence

- Est-ce que tu sortais le week-end, le samedi soir ? qu'aimais-tu faire ?

-

- Aimais-tu danser ?

-

note :

Peux-tu me raconter comment se déroulait tes soirées quand tu sortais le samedi soir ? Avec qui, les endroits que tu fréquentais, ce que tu adorais faire ……

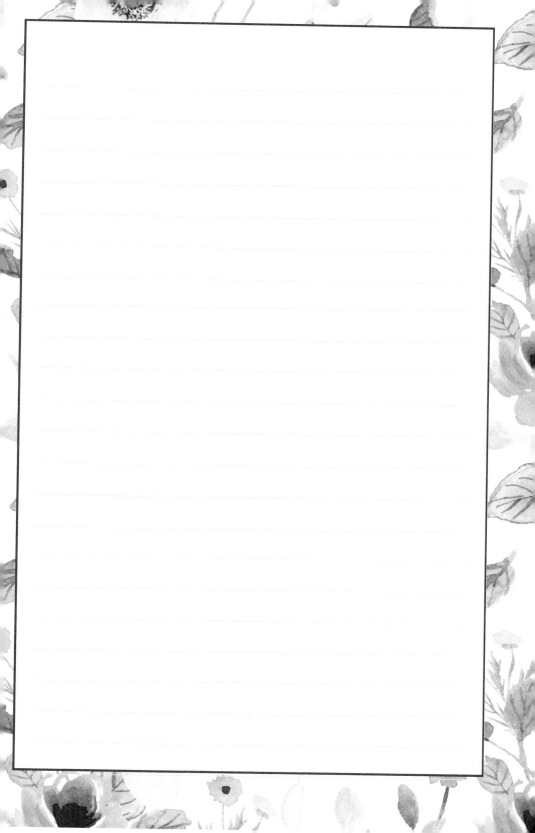

Des Questions pour ma Maman Géniale !

Ton adolescence

- Qu'aimais-tu porter comme vêtement pour aller au collège, au lycée ?

-

- Avais-tu un rêve ou un objectif particulier à cette époque ?

-

note :

Des Questions pour ma Maman Géniale !

Ton adolescence

- Qu'as-tu fait comme études ?

-

- quels sont tes diplômes ?

-

note :

Des Questions pour ma Maman Géniale !

Ton adolescence

Quelles étaient tes matières préférées et celles que tu n'aimais pas ?

Quelle est la classe que tu as adoré ? Pourquoi ?

note :

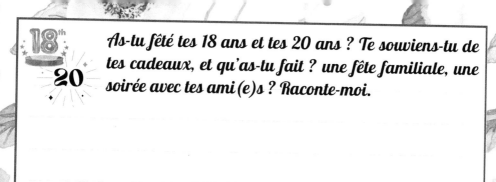

As-tu fêté tes 18 ans et tes 20 ans ? Te souviens-tu de tes cadeaux, et qu'as-tu fait ? une fête familiale, une soirée avec tes ami(e)s ? Raconte-moi.

Des Questions pour ma Maman Géniale !

Ton adolescence

As-tu eu un premier amour ou un coup de cœur à l'adolescence ?, si oui à quel âge ?

Comment s'appelait ton premier amoureux, comment l'as tu connu ?

note :

Des Questions pour ma Maman Géniale !

Ton adolescence

À quoi ressemblait ton prince charmant idéal, tant physiquement que par son caractère ?

As-tu eu des chagrins d'amour ? si oui, combien ?

note :

Quels étaient tes rêves et tes ambitions à l'adolescence ?

Des Questions pour ma Maman Géniale !

Ton adolescence

- Est-ce que tu as un mauvais souvenir d'école ou de lyée ?

- Avais-tu un groupe d'amis proches ? Comment vous êtes-vous rencontrés ?

note :

Des Questions pour ma Maman Géniale !

Ton adolescence

Quelles valeurs tes parents t'ont-ils appris ?

Quelle leçon importante as-tu apprise pendant ton adolescence ?

note :

Des Questions pour ma Maman Géniale !

Ton adolescence

♥ Qu'aimais-tu faire le week-end avec tes ami(e)s?

✎

♥ Qu'aimais-tu faire le week-end avec tes parents, frères et soeurs ?

✎

note :

Des Questions pour ma Maman Géniale !

Ton adolescence

- Te souviens tu de ton premier baiser, c'était où, à quel âge ?

-

- Comment passais-tu tes vacances d'été pendant ton adolescence ? As-tu un souvenir particulier ?

-

note :

Des Questions pour ma Maman Géniale !

Ton adolescence

- Quel a été ton premier job d'été ou un petit boulot ?

-

- Y a-t-il eu un événement mondial ou national marquant durant ton adolescence ?

-

note :

Des Questions pour ma Maman Géniale !

Ton adolescence

- Quels étaient les thèmes de discussion favoris entre jeunes à ton époque ?

- Y avait-il des mouvements sociaux ou politiques qui t'ont marqué ?

note :

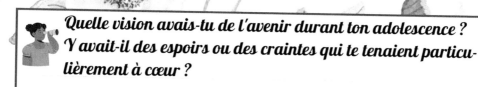 Quelle vision avais-tu de l'avenir durant ton adolescence ? Y avait-il des espoirs ou des craintes qui te tenaient particulièrement à cœur ?

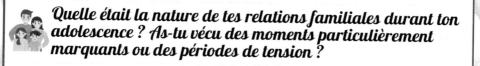 Quelle était la nature de tes relations familiales durant ton adolescence ? As-tu vécu des moments particulièrement marquants ou des périodes de tension ?

Des Questions pour ma Maman Géniale !

Ton adolescence

Tes parents étaient-ils cools ou sévères ?

[ ]

Quelles étaient les bêtises que tu as commises sans que tes parents ne l'apprennent jamais ?

[ ]

note :

Des Questions pour ma Maman Géniale !

Ton adolescence

- A quel âge as-tu eu ton permis de conduire ?

-

- Avais-tu une voiture ? ou pouvais-tu prendre celle de tes parents ?

-

note :

Des Questions pour ma Maman Géniale !

Ton adolescence

- Est-ce que tu avais une activité extra-scolaire ? si oui laquelle ?

- Est-ce que tu fumais en cachette ?

note :

Des Questions pour ma Maman Géniale !

Ta vie d'adulte

- Où et quand as-tu rencontré papa ?

-

- Quelle était ta première impression lors de ta rencontre avec papa ?

-

note :

Des Questions pour ma Maman Géniale !

Ta vie d'adulte

- Qui a fait le premier pas ?

-

- Qu'avez-vous fait lors de votre premier rendez-vous ?

-

note :

Peux-tu décrire plus précisément comment tu as rencontré papa ? Parle-moi des circonstances, des personnes présentes, du lieu, et de ce que tu as ressenti à ce moment-là.

Des Questions pour ma Maman Géniale !

Ta vie d'adulte

- Est-ce que papa avait un surnom pour toi ?

- Est-ce que toi tu avais un petit surnom pour papa ?

note :

Des Questions pour ma Maman Géniale !

Ta vie d'adulte

Quelle chanson considérez-vous comme "votre" chanson ?

Quel aspect de la personnalité de papa t'a le plus séduit ?

note :

Des Questions pour ma Maman Géniale !

Ta vie d'adulte

Papa a-t-il rencontré ta famille peu de temps après votre rencontre ? Et as-tu rencontré sa famille en même temps ?

Vous vous êtes fiancés, si oui quelle est la date de vos fiançailles ?

note :

Des Questions pour ma Maman Géniale !

Ta vie d'adulte

- Combien de temps après votre rencontre vous êtes-vous mariés ?

-

- Tu avais quel âge quand tu t'es mariée ?

-

note :

Des Questions pour ma Maman Géniale !

Ta vie d'adulte

- Quelle est la date de votre mariage ?

- Qui étaient tes témoins ?

note :

Des Questions pour ma Maman Géniale !

Ta vie d'adulte

Comment était ta robe de mariée ?

Où a eu lieu la cérémonie de mariage ? (mairie, religieuse, soirée)

note :

Peux-tu donner plus de détails sur ton mariage ? Comment s'est-il déroulé, où a-t-il eu lieu et combien d'invités y étaient présents… ?

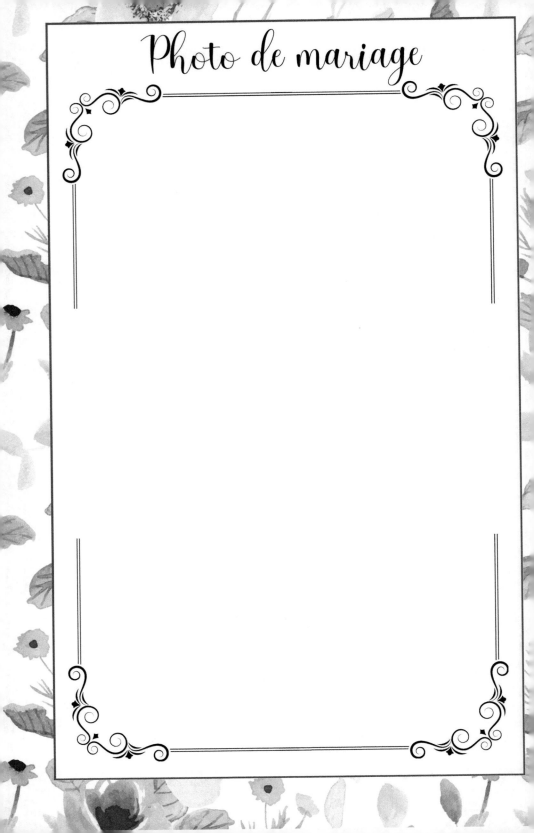
Photo de mariage

Des Questions pour ma Maman Géniale !

Ta vie d'adulte

- Êtes-vous partis en voyage de noces ? Si oui, où êtes-vous allés ?

-

- Où avez-vous habitez après votre mariage ?

-

note :

Des Questions pour ma Maman Géniale !

Ta vie d'adulte

- Quels étaient vos loisirs ?

-

- Quel a été ton premier emploi ?

-

note :

Des Questions pour ma Maman Géniale !

Ta vie d'adulte

- Te souviens-tu de ton premier salaire ?

- As-tu déjà fait un achat complétement fou ?

note :

Des Questions pour ma Maman Géniale !

Ta vie d'adulte

- Si tu as perdu tes parents, tu avais quel âge à ce moment-là ?

- Vous avez déménagé combien de fois, et où ?

note :

Des Questions pour ma Maman Géniale !

Ta vie d'adulte

- Tu avais quel âge quand tu as eu ton /tes enfant(s)

-

- Comment as-tu vécu ta/tes grossesse(s) ? ?

-

note :

**Peux-tu me décrire comment lorsque j'étais bébé et enfant ?
Quels ont été tes plus grands défis en tant que maman ?**

Des Questions pour ma Maman Géniale !

Ta vie d'adulte

- Tu voulais combien d'enfants ?

-

- Quelles émotions as-tu ressenties lors de ton premier contact avec moi ?

-

note :

Des Questions pour ma Maman Géniale !

Ta vie d'adulte

Comment as-tu choisi mon prénom et y a-t-il une histoire particulière derrière ce choix ?

Quelle a été la transformation la plus significative dans ta vie suite à l'arrivée de ton premier enfant ?

note :

Quels sont tes plus beaux souvenirs de mon/notre enfance ou tes moments de doute, de fierté ?

Des Questions pour ma Maman Géniale !

Ta vie d'adulte

Quelles valeurs ou leçons sont importantes pour toi et que tu cherches à me transmettre ?

Comment as-tu géré les conflits et la discipline quand j'étais enfant ?

note :

Des Questions pour ma Maman Géniale !

Ta vie d'adulte

- Quelle est ton pire souvenir en tant que maman ?

-

- Est-ce que tu travaillais quand j'étais bébé ? si oui, j'allais chez une "nounou" ou la crèche ou autre… ?

-

note :

Des Questions pour ma Maman Géniale !

Ta vie d'adulte

De quoi as-tu peur aujourd'hui ?

Donne-moi trois adjectifs que tu estimes essentiels pour réussir dans la vie, et pourquoi sont-ils importants à tes yeux ?

note :

Des Questions pour ma Maman Géniale !

Ta vie d'adulte

Comment as-tu réagi en apprenant que tu allais être maman ?

Tu as été maman à quel âge ?

note :

Des Questions pour ma Maman Géniale !

Ta vie d'adulte

Aimes-tu ton métier actuel ? Si tu pouvais revenir en arrière, en choisirais-tu un autre ?

Es-tu toujours en contact avec l'un de tes amis d'enfance ?

note :

Des Questions pour ma Maman Géniale !

Ta vie d'adulte

- En quoi ton éducation était-elle différente de la mienne ?

-

- Y a-t-il une activité que tu préfères faire uniquement avec moi/nous ?

-

note :

Des Questions pour ma Maman Géniale !

Ta vie d'adulte

Comment décrirais-tu le lien que tu as avec ta belle famille ?

Quel est le moment le plus amusant ou la chose la plus drôle qu'un de tes petits-enfants, ou moi-même, ait faite ou dite ?

note :

Des Questions pour ma Maman Géniale !

Ta vie d'adulte

- Quelle est ta pire habitude ?

-

- Qu'aimes-tu le plus nous/me préparer à manger ?

-

note :

Comment l'arrivée de ton/tes enfant(s) a-t-elle influencé ta perspective sur la vie ? Quels conseils donnerais-tu aux parents débutants ?

Des Questions pour ma Maman Géniale !

Aventures

- Es-tu déjà partie à l'étranger en voyage ? Si oui, quels endroits as-tu visités ?

- Quel voyage/vacances as-tu le plus aimé ? C'était où, quand et avec qui ?

note :

Des Questions pour ma Maman Géniale !

Aventures

- As-tu pris l'avion, si oui à quel âge, et pour aller où ?

-

- Quel était ton lieu de vacances favori ?

-

note :

Quelles sont pour toi tes vacances idéales ? Les as-tu déjà vécues ? tu peux me raconter ?

Des Questions pour ma Maman Géniale !

Aventures

As-tu déjà eu l'occasion de rencontrer une personne célèbre ? si oui qui est-ce ?

As-tu vécu une expérience culturelle qui t'a particulièrement marqué ?

note :

Des Questions pour ma Maman Géniale !

Aventures

- As-tu assisté à un événement historique majeur ?

-

- Quelle a été l'aventure ou l'expérience la plus mémorable que tu as partagée en famille ?

-

note :

Des Questions pour ma Maman Géniale !

Aventures

- Quelle est ton passe temps favori ?

-

- Quels types d'activités ou de sports as-tu pratiqués ?

-

note :

Des Questions pour ma Maman Géniale !

Hobbies et Passions

- Quelle est ta passion ?

-

- Y a-t-il un rêve ou un projet que tu as toujours souhaité accomplir mais que tu n'as jamais eu l'opportunité de réaliser ?

-

note :

Des Questions pour ma Maman Géniale !

Hobbies et Passions

As-tu pratiquer une activité d'art ? (peinture, danse ....)

As-tu déjà été bénévole ou participé à une cause qui te tenait à cœur ? Si oui, laquelle ?

note :

Des Questions pour ma Maman Géniale !

Hobbies et Passions

- Es-tu plutôt manuelle ou intellectuelle ?

-

- Préfères-tu lire un livre, faire du jardinage, ou peut-être les deux ?

-

note :

Des Questions pour ma Maman Géniale !

Hobbies et Passions

Quel est le film qui t'a le plus marqué et pourquoi ?

As-tu un jeu de société ou un jeu de cartes favori ?

note :

Des Questions pour ma Maman Géniale !

Hobbies et Passions

- Quel livre t'a le plus bouleversé et pourquoi ?

-

- Qu'est ce que tu aimes faire avec papa ?

-

note :

Des Questions pour ma Maman Géniale !

Hobbies et Passions

♥ Quel est ton magazine préféré ?

✎

♥ Tu préfères aller au cinéma, au théâtre, à un concert ou autre ?

✎

note :

Des Questions pour ma Maman Géniale !

Hobbies et Passions

- Tu préfères des vacances sportives, tranquille, culturelle ?

-

- Quelle cuisine préfères-tu ?

-

note :

Des Questions pour ma Maman Géniale !

Sagesse et Conseils

- Quel est le meilleur conseil que tu aies jamais reçu ?

-

- Selon toi, qu'est-ce qui est le plus important dans la vie ?

-

note :

Des Questions pour ma Maman Géniale !

Sagesse et Conseils

- As-tu un regret ou une leçon apprise que tu aimerais partager ?

-

- Quel conseil donnerais-tu à la jeune génération d'aujourd'hui ?

-

note :

Des Questions pour ma Maman Géniale !

Sagesse et Conseils

♥ Existe-t-il une citation ou un proverbe qui t'inspire particulièrement ?

✏️

♥ Comment fais-tu pour surmonter les moments difficiles ? As-tu des astuces ou des stratégies à partager ?

✏️

note :

Des Questions pour ma Maman Géniale !

Sagesse et Conseils

♥ Quelles sont les leçons les plus précieuses que tu as apprises au fil des années ?

✎

♥ As-tu un secret pour entretenir des relations amicales ou familiales harmonieuses ?

✎

note :

Des Questions pour ma Maman Géniale !

Sagesse et Conseils

Comment as-tu appris à pardonner ou à lâcher prise ?

Qu'aimerais-tu que tes enfants et petits-enfants retiennent à propos de toi ?

note :

Peux-tu raconter une expérience qui t'a profondément marqué et qui t'a appris une leçon précieuse ? Comment cette expérience a-t-elle influencé ta vision du monde ou ta façon de vivre ?

Des Questions pour ma Maman Géniale !

Sagesse et Conseils

Quel conseil aurais-tu aimé recevoir lorsque tu étais plus jeune, et en quoi aurait-il été précieux pour toi ?

Peux-tu partager un moment de ta vie où tu as dû faire preuve de courage ?

note :

Des Questions pour ma Maman Géniale !

Sagesse et Conseils

Quels sont les petits plaisirs de la vie que tu apprécies le plus ?

Quelle est ta philosophie de vie en 3 mots ?

note :

Y a-t-il des conseils importants que tu aimerais me transmettre pour mon avenir ?

Des Questions pour ma Maman Géniale !

Anecdotes

As-tu une anecdote drôle sur papa ?

Quelle est la bêtise la plus amusante que tu aies faite enfant ou même adulte ?

note :

Des Questions pour ma Maman Géniale !

Anecdotes

Quel est ton souvenir le plus amusant d'une réunion de famille ?

Peux-tu partager une histoire ou une anecdote particulièrement drôle qui t'est arrivée pendant des vacances ?

note :

Des Questions pour ma Maman Géniale !

Anecdotes

As-tu un souvenir d'école qui te fait toujours rire ?

Qu'est-ce qui te fait rire chez papa et qu'est-ce qui t'agace chez lui ?

note :

Pourrais-tu nous raconter une anecdote ou une histoire amusante en détail que tu as vécue ?

Des Questions pour ma Maman Géniale !

Anecdotes

Quel a été le cadeau le plus dôle ou surprenant que tu aies reçu ?

As-tu un souvenir d'un animal de compagnie que tu as eu qui a commis une grosse bêtise ?

note :

Des Questions pour ma Maman Géniale !

Anecdotes

- As-tu un souvenir de vacances qui te fait toujours rire ?

-

- Qu'est ce qui te fait le plus rire ?

-

note :

Des Questions pour ma Maman Géniale !

Époque et Changements

Quelle époque de ta vie préfères-tu ?

Si tu pouvais voyager dans le temps, vers quelle époque irais-tu et pourquoi ?

note :

Des Questions pour ma Maman Géniale !

Époque et Changements

Y a-t-il des inventions modernes que tu n'aurais jamais imaginé connaître dans le futur ?

Comment percevais-tu le futur quand tu étais plus jeune ?

note :

Des Questions pour ma Maman Géniale !

Époque et Changements

Quelle invention moderne t'a le plus surpris ou amusé ?

Parmi les modes vestimentaires que tu as connues, laquelle as-tu préférée ?

note :

Des Questions pour ma Maman Géniale !

Époque et Changements

- Quel est le gadget d'aujourd'hui que tu trouves le plus utile et inutile ?

- A quel âge as-tu eu ton premier téléphone portable, ordinateur ?

note :

Des Questions pour ma Maman Géniale !

Époque et Changements

Quel conseil donnerais-tu à 'ton toi' plus jeune avec la perspective d'aujourd'hui ?

Y a-t-il une vieille tradition que tu aimerais voir revenir ?

note :

Des Questions pour ma Maman Géniale !

Époque et Changements

Qu'est-ce que tu apprécies aujourd'hui, qui n'existait pas quand tu étais jeune ?

Quelle ancienne habitude ou pratique te manque le plus aujourd'hui ?

note :

Des Questions pour ma Maman Géniale !

Époque et Changements

Quelles voitures circulaient quand tu étais petite ?

Qu'est ce que tu n'aimes pas à notre époque ?

note :

Des Questions pour ma Maman Géniale !

Époque et Changements

- Qu'est ce que tu aimais faire avant qu'on ne peut plus faire aujourd'hui?

- As-tu vécu un moment historique ?

note :

Des Questions pour ma Maman Géniale !

Époque et Changements

> Quel style de musique as-tu le plus entre ton enfance et aujourd'hui ?

>

> Préférerais-tu avoir 20 ans à l'époque où tu étais jeune ou aujourd'hui ? Pourquoi ?

>

note :

Quelles avancées technologiques te dépassent ? Comment perçois-tu l'évolution de la société à travers ces changements ? Et quels progrès technologiques prévois-tu dans le futur ?

Des Questions pour ma Maman Géniale !

Santé et Bien-être

 Quelles ont été tes habitudes pour prendre soin de ta santé au fil des ans ?

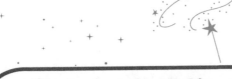

 Quels conseils de bien-être t'ont été particulièrement utiles et que tu aimerais partager ?

note :

Des Questions pour ma Maman Géniale !

Santé et Bien-être

Quelle importance accordes-tu à l'alimentation et à l'exercice physique dans ta vie quotidienne ?

Quels autres remèdes maison ou astuces pratiques efficaces pourraient tu me donner que tu utilises souvent ?

note :

Des Questions pour ma Maman Géniale !

Santé et Bien-être

- Comment gères-tu le stress ?

- As-tu peur de vieillir ?

note :

Des Questions pour ma Maman Géniale !

Santé et Bien-être

As-tu peur de la mort ? Crois-tu en une vie après la mort ?

As-tu subi des opérations, si oui lesquelles ?

note :

Des Questions pour ma Maman Géniale !

Santé et Bien-être

- Que penses-tu de la chirurgie esthétique ?

-

- Si tu avais la possibilité, changerais-tu quelque chose chez toi par la chirurgie esthétique ?

-

note :

Des Questions pour ma Maman Géniale !

Santé et Bien-être

- As-tu eu des problèmes de santé ? si oui lesquels ?

- Est-ce que tu as un remède magique de ta grand-mère à me donner ?

note :

As-tu une recette spéciale ou une astuce pour te sentir bien que tu pourrais partager ?

Y a-t-il une activité de bien-être ou un sport que tu as toujours voulu essayer mais jamais fait ? Pourquoi ?

Des Questions pour ma Maman Géniale !

Divers

- Qui sont tes meilleurs ami(e)s aujourd'hui ?

-

- Quels adjectifs utiliserais-tu pour décrire notre famille aujourd'hui ?

-

note :

Des Questions pour ma Maman Géniale !

Divers

- Qu'est ce que tu aimes le plus dans ton rôle de maman ?

-

- Quelles sont les recettes de famille incontournables que je devrais absolument connaître ?

-

note :

RECETTE DE MAMAN

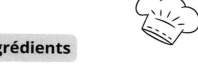

Ingrédients

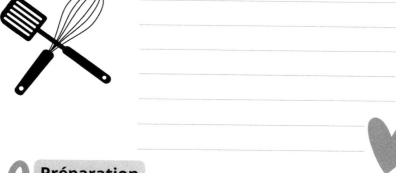

Préparation

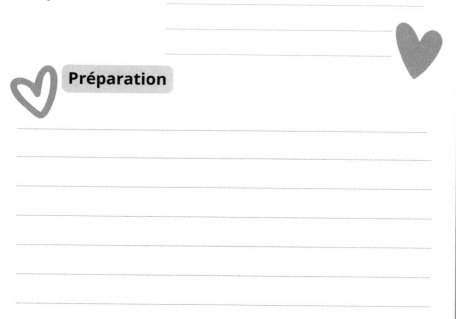

RECETTE DE MAMAN

Ingrédients

Préparation

Des Questions pour ma Maman Géniale !

Divers

- Quelles sont tes 3 principales qualités ?

-

- Quels sont tes 3 principaux défauts ?

-

note :

Des Questions pour ma Maman Géniale !

Divers

- Qu'est ce qui te rend heureuse ?

-

- Aurais-tu aimée vivre dans un autre pays ? si oui lequel ?

-

note :

Des Questions pour ma Maman Géniale !

Divers

- Tu préfères la mer ou la montagne ?

-

- Quel est ton plat préféré ?

-

note :

Des Questions pour ma Maman Géniale !

Divers

- Qu'est-ce qui compte le plus pour toi ?

- Si tu étais un super-héros, quel serait ton super pouvoir ?

note :

Des Questions pour ma Maman Géniale !

Divers

- Quel animal aimerais-tu être et pourquoi ?

-

- Qu'est ce qui te rend triste ?

-

note :

Des Questions pour ma Maman Géniale !

Divers

- Si tu devais manger un seul aliment pour le reste de ta vie, ce serait lequel ?

- Si tu ne pouvais emporter que cinq objets sur une île déserte, quels seraient-ils ?

note :

Des Questions pour ma Maman Géniale !

Divers

Qu'est ce que tu n'aimes pas chez toi physiquement ?

Si tu étais célèbre, tu aimerais être qui ?

note :

Des Questions pour ma Maman Géniale !

Divers

- Quel gros mot dis-tu le plus ?
-
- Quel est ton mot préféré ?
-

note :

Si tu avais une baguette magique, y aurait-il quelque chose que tu changerais dans ta vie ? Si oui, quoi ?

Des Questions pour ma Maman Géniale !

Divers

- 🤍 Qu'est ce qui te fait pleurer ?

- ✏️

- 🤍 Qu'est ce qui te fait rire aux éclats ?

- ✏️

note :

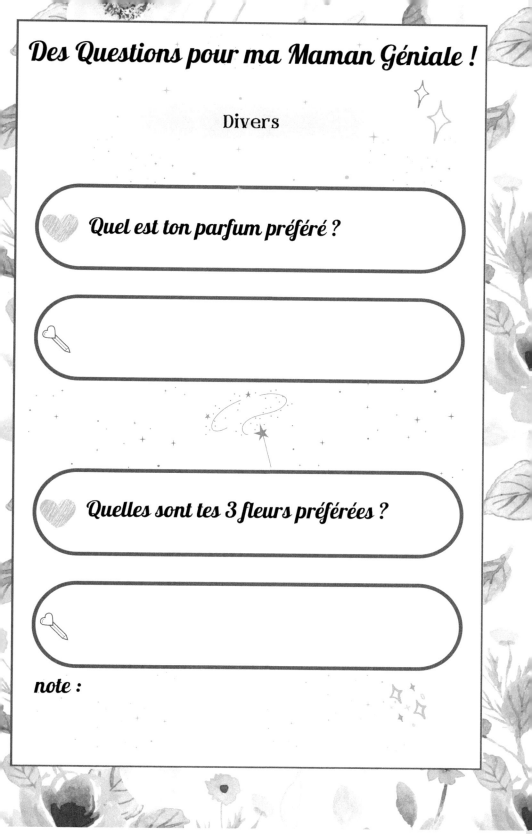

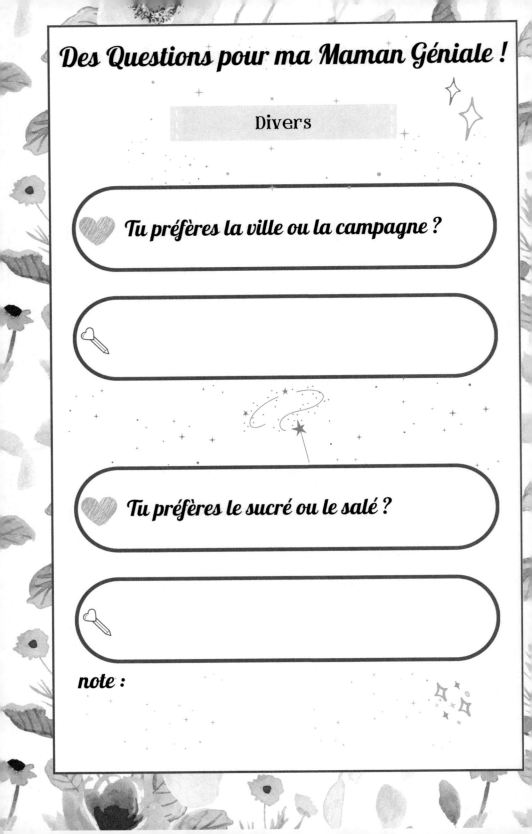

Des Questions pour ma Maman Géniale !

Divers

- Si tu pouvais passer une journée avec une personne célèbre, qui choisirais-tu ?

-

- Si tu pouvais passer une journée avec une personne disparue connue ou proche, qui choisirais-tu ?

-

note :

Des Questions pour ma Maman Géniale !

Divers

Quelles sont les valeurs que tu veux me transmettre ?

Comment me décrirais-tu en trois adjectifs ?

note :

Y a-t-il quelque chose d'amusant ou de surprenant à ton sujet que je ne connais pas encore et que tu aimerais partager avec moi ?

Photos Souvenirs

Photos Souvenirs

Photos Souvenirs

Photos Souvenirs

Lettre à ta maman géniale

Ma Chère maman,

Je voulais simplement te dire à quel point je te trouve extraordinaire. Merci infiniment de t'être ouverte à moi, de m'avoir partagé tes histoires, tes rires et même tes secrets. Chaque moment passé ensemble a été absolument magique grâce à toutes les questions et réponses échangées.

J'ai adoré chaque instant passé à te découvrir encore plus, et je vais chérir ces souvenirs pour toujours. Ce livre, rempli de tes anecdotes et de ta sagesse, deviendra un trésor que je garderai précieusement. Il symbolise notre lien unique et l'amour que nous partageons.

Je te remercie du fond du cœur pour ce merveilleux cadeau. J'espère que nous pourrons ajouter encore plus de souvenirs à cette collection au fil du temps.

Avec tout mon amour et ma gratitude.

Je t'aime énormément. Tu es vraiment une maman géniale !

Lettre de ta maman

Ma chère petite merveille,

Échanger avec toi, partager ces moments, a été pour moi une source de bonheur immense. T'avoir vu si curieux(se) et enthousiaste à l'idée de découvrir mon histoire a rempli mon cœur de joie. Chaque question que tu m'as posée semblait être une petite clé ouvrant les portes de mon passé, et je suis ravie de t'avoir laissé entrer.

Ce livre, où sont consignés nos échanges, nos rires et peut-être même quelques larmes, est aussi précieux pour moi qu'il l'est pour toi. Il symbolise le lien indéfectible qui nous unit, et je suis fière et émue de savoir que tu en prendras soin.

Je te remercie pour ce moment unique que nous avons partagé. Tu es un trésor dans ma vie, et j'espère que les récits et les leçons contenus dans ces pages t'accompagneront et te guideront. Garde toujours cette curiosité et cette soif d'apprendre. Et souviens-toi, où que la vie te mène, tu auras toujours une place spéciale dans mon cœur.

Avec tout mon amour et mes pensées les plus tendres,
Ta maman géniale !

Bravo,

à vous deux pour avoir parcouru ensemble ce magnifique voyage au cœur de vos souvenirs et de vos échanges. En partageant ces moments, en répondant à ces questions, vous avez fait bien plus que raconter des histoires : vous avez tissé ensemble un lien précieux, explorant et célébrant la richesse de vos vies, vos émotions, et tout ce qui vous rend uniques.

Chaque réponse, chaque anecdote et chaque éclat de rire partagé est le témoignage de votre relation exceptionnelle et de votre affection mutuelle. Vous avez démontré une complicité remarquable, une curiosité sans fin et une capacité à apprécier les petits bonheurs de la vie.

Je tiens à vous féliciter chaleureusement pour cette belle aventure que vous avez vécue ensemble. Ce livre, rempli de vos souvenirs et de vos rires, est désormais un trésor de famille qui, je l'espère, vous apporte autant de joie qu'il en contient.

En vivant cette expérience, vous avez non seulement renforcé votre lien, mais vous avez aussi créé des souvenirs qui resteront gravés à jamais dans vos cœurs.

Encore bravo pour avoir partagé tant de vous-mêmes. Que cette expérience enrichissante vous inspire à continuer d'explorer, de rêver et de vous découvrir davantage, ensemble.

Merci !

Merci d'avoir choisi ce livre, bien plus qu'une simple collection de questions : c'est un véritable échange intime entre toi et ta merveilleuse maman, un trésor à garder pour toujours.

J'espère qu'il t'a offert de précieux instants de complicité. Si ce livre t'a aidé à te rapprocher encore plus de ta maman, alors je considère ma mission comme réussie, ce qui me remplit de joie.

Je t'encourage à partager cette belle expérience avec tes amis et ta famille. Vos retours et commentaires chaleureux sont une source d'inspiration pour moi et me motivent à concevoir d'autres ouvrages tout aussi enrichissants.

Pour me faire part de tes retours, n'hésite pas à laisser un commentaire sur Amazon. Tu peux simplement scanner le QR code ci-dessous pour accéder directement à la page de commentaires du livre.

Merci encore pour ces moments de partage et tous les sourires que cela a suscités. ☺

Au plaisir de te retrouver bientôt pour de nouvelles aventures.

Alice Dupré

Découvre dans la collection

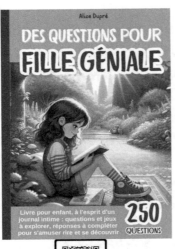
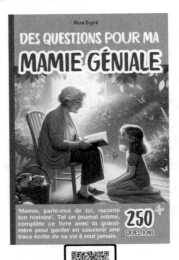

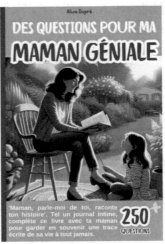

Printed in France by Amazon
Brétigny-sur-Orge, FR